GUIDE POUR UNE ALIMENTATION

NO GLO*

*Sans Gluten, sans Lait, sans Oeuf

adapté au traitement Anti Candida

Louise Adel

DEDICACE

Merci à Carina de m'avoir soufflé l'idée.
Merci à Jean-Luc de me supporter.
Merci à mes parents de s'être adapté.

SOMMAIRE

Préambule

Qu'est-ce que la candidose ?

Qu'est-ce que les intolérances alimentaires ?

Mon régime Alimentaire
1) Mes Suggestions d'organisation
2) Ma liste de course type
3) Mes rituels
4) Mes aliments clés

Bien s'entourer
Médecin généraliste / homéopathe / Naturopathe / Gynécologue

Comment cuisiner pour les autres ?

Comment gérer ma vie en famille ?

LES RECETTES

1   Le Petit- déjeuner

Le Rituel du Matin

1.1   Porridgè aux flocons de Sarrasins

1.2   Riz au lait de Souad

1.3   Muhallebi d'Amarante

1.4   Crème de Quinoa

1.5   Crème de Purée de Châtaigne

1.6   Pain de mie à la farine de châtaigne

2 Le Déjeuner – Les Entrées

2.1 L'entrée – consolidation du pansement

2.1.1 Tagliatelles Méditerranéennes

2.1.2 Guacamole

2.1.3 Mi cuit de ratatouille

2.1.4 Fenouils à l'aneth

2.1.5 Assortiments de Mezzés froids

2.1.5.1 Concombre à la menthe

2.1.5.2 Taboulé libanais

2.1.5.3 Hummos de Souad Assaf

2.1.5.4 Aboranoudj de Souad Assaf

2.1.6 Tomates cerises au curry

2.1.7 Rouleaux de Printemps

2.1.8 Salade de chou chinois de Hankuang Khau

2.1.9 Rouleaux d'été Ice berg

2.1.10 Pousses d'épinards et carottes, gingembre coriandre

2.1.11 Salade de mâche au gingembre

2.1.12 Endives aux Noix du Brésil, râpé de radis noir et concombres

2.2 Le plat de résistance

2.2.1 Saumon vapeur aux paillettes de Nori et poivre Sechuan

2.2.2 Phad Thai aux crevettes

2.2.3 Bobun de Mami Bunpao

2.2.4 Poulet vapeur Lait Coco & Curcuma, et ses broccolis

2.2.5 Assiette toute orange

2.2.6 Djadarah de Tata Guita

2.2.7 Hummos de Souad

2.2.8 Purée de Medammes

2.2.9 Taboulé Libanais

2.2.10 Tagine végétarien

2.2.11 Pizza basquaise

2.2.12 Falafel

2.2.13 Maigre Gingembre et Coriandre

2.2.14 Sardines à l'Huile d'Onagre

3 Entremets – le fruit autorisé

3.1 Crème de Marron

3.2 Pomme au Four Ayurvédique

3.3 Crème Soja Banane

3.4 Crème Tout Coco

4 Le Dîner – Reposer l'estomac

4.1 Légumes oubliés vapeur

4.2 Assiette de toutes les couleurs

4.3 Thian Vapeur

4.4 Consommé de Panais Carotte et Topinambours

4.5 Mille-Feuille de Betterave & Navet

Préambule

Le 25 août 2014, j'ai reçu les résultats de mes examens pour lire « recherche négative » devant la ligne « Recherche de candidose ». J'entrais enfin en rémission, et j'allais pouvoir entamé avec le recours de ma naturopathe un programme plus dynamique NAET*, afin de tenter de neutraliser du mieux possible mes intolérances alimentaires.

Cinq ans plus tôt, je commençais à développer une candidose, j'ai alors réagi comme certains parmi vous : au début je n'ai rien remarqué, puis j'ai senti que quelque chose de difficile à expliquer me changeait. Comme les symptômes croissants prenaient de plus en plus de place, je fini de me convaincre que je devais comprendre ce que c'était.

J'ai cherché pendant plus de trois ans à comprendre certaines réactions chez moi.

Les premières que j'avais remarquées étaient d'ordre ORL : perte d'audition, inflammations du ganglion droit et douleurs récurrentes dans l'oreille. J'avais aussi des migraines et céphalées récurrentes et enfin des épisodes d'œdèmes intestinaux forts. Ces derniers étaient accompagnés de difficulté respiratoire, duraient environ deux ou trois heures durant lesquelles mon estomac et mes jambes gonflaient à vue d'œil, et se terminaient par une sensation d'épuisement important. Au bout du troisième incident de la sorte, j'ai entamé des recherches actives auprès des médecins.

J'ai perdu beaucoup de temps avec des mauvaises pistes et écumé de nombreuses consultations infructueuses, pour enfin trouver la solution qui était la plus simple : interroger mon médecin traitant.

Il m'a prescrit des examens sanguins pour dépister des intolérances alimentaires. C'est la première fois où j'ai choisi de payer sans aide de la sécurité sociale pour des examens réalisés par un laboratoire belge. De ces examens, il m'a envoyé chez un de ses confrères, généraliste et homéopathe, qui a confirmé par voie d'examens supplémentaires appropriés la présence de candidose, prolifération du Candida Albicans, et l'intolérance au gluten, aux laits animaux, et aux œufs.

A partir de ce moment là, je suis restée sur la voie de l'autonomie médicale et responsable.

Je choisissais le soin sans filet de la sécurité sociale, le traitement par la nourriture biologique, des conseils de naturopathes, de la recherche personnelle. **Je choisissais d'altérer l'héritage culturel et social, et d'élargir la place à l'instinct.**

Ce chemin que j'ai choisis d emprunter comprend que je dois sentir par moi-même ce qui est bon pour mon corps et mon mental, sans avoir recours aux médicaments.

En aucun cas mon chemin doit devenir le vôtre à chaque étape près, et en aucun cas mes solutions sont des réponses absolues et universelles. Chaque individu, dans ce choix de méthode, moins connue et consensuelle, s'extrait des solutions médicales stéréotypées, et découvre alors ses propres clés vers la rémission.

Néanmoins, il paraît que les expériences sont bonnes à partager pour éclairer, comparer et avancer. C'est pourquoi ce livre se positionne avant tout comme le partage d'une expérience personnelle, qui n'appartient qu'à moi, mais qui pourrait vous donner des pistes pour votre recherche ou vos démarches.

En parallèle, j'ai aussi créé un site pour plus d'interactivité :

www.candida-alimentation.com

Une fois la candidose et les intolérances alimentaires confirmées, j'ai entre autre compris que je devrai suivre une réforme alimentaire, qui exigerait une organisation calibrée, compatible avec mon rythme de vie. C'est alors que pendant six mois j'ai suivi la feuille de consigne de mon généraliste, puis investis dans de la littérature culinaire pour me donner des idées, puis utilisé les recettes de mes grands parents et parents asiatiques et arabes que j'ai réadapté, ainsi que la cuisine occidentale que je cuisinais bien avant la candidose. Enfin, j'ai appliqué les conseils de ma naturopathe Leila Nasri que j'appelle ma nutritionniste, afin de les intégrer dans des recettes pour une alimentation anti candidose. Leila Nasri me suis dans les moindres détails de mon quotidien alimentaire, et sans son aide je pense que je stagnais dans mes efforts à freiner la candidose.

Dans ce Guide pour une Alimentation « No Glo » adaptée à la candidose, j'ai voulu poser le récit de mon expérience, pour des personnes assujetties à une candidose et pour leur entourage voulant en savoir plus. Voici les principales questions que je me suis posées et les réponses que j'ai trouvées au rythme de mon parcours :

- Qu'est-ce que la candidose et les intolérances alimentaires ?
- Quel est le régime alimentaire qui accompagne le traitement anti candida ?
- Comment bien s'entourer pour atteindre la rémission ?
- Quelles sont les recettes types que j'ai finies par élaborer ?

Si vous recherchez des réponses aux questions listées ci-dessous, je vous invite tout comme moi à choisir de vous entourer et d'écouter des personnes compétentes pour vous répondre :

- Comment se faire prescrire un traitement anti candida, des compléments alimentaires, des examens et suivi médicaux nécessaire à la rémission ?
- Comment se remettre d'une candidose ?
- Comment réintégrer les aliments après la candidose ?
- Existe-t-il une fin des intolérances ?

Ce livre a pour objectif de:

- ✓ Donner le point de départ aux personnes assujetties à une candidose, et à des intolérances alimentaires.

- ✓ Apporter des idées culinaires aux personnes touchées d'une candidose, à qui un médecin généraliste a prescrit un régime alimentaire et un traitement adaptés.

- ✓ Guider les personnes touchées par une candidose au jour le jour pour tenir le régime alimentaire le temps nécessaire du traitement.

- ✓ Inspirer les personnes désireuses de cuisiner pour des personnes touchées d'une candidose.

- ✓ Proposer une liste de courses type.

- ✓ Guider à travers vos courses.

- ✓ Illustrer dans le quotidien les consignes données par nos médecins et naturopathes.

Ce livre ne remplace pas :

- Le suivi d'un généraliste, nécessaire à la prescription du traitement anti candida, compléments alimentaires, examens, suivi médical nécessaire à la rémission.
- L'accompagnement quotidien d'un naturopathe, conseillé ou non par votre généraliste pour tenir le régime anti candidose.
- L'accompagnement quotidien d'un naturopathe, conseillé pour réintégrer l'alimentation après la candidose.
- La rémission de la candidose.
- La fin des intolérances.
- Votre jugement et engagement personnel.
- Vos envies profondes : commencer par se soigner, c'est d'abord agir pour soi et non contre soi-même. Cette phrase je la tiens de ma naturopathe comme un leitmotiv de départ.

Pour ma part, les inspirations orientales et asiatiques avec les recettes de ma mère, mes tantes, mon père et ma grand-mère paternelle, qui sont respectivement Souad, Guita, Joséphine, Hankuang, mami Bunpao, et toutes adaptées à mon régime indiqué par ma nutritionniste naturopathe Leila Nasri.

Pour les autres recettes, elles sont tout simplement une adaptation issue du fruit de mon imagination, faite en suivant les consignes alimentaires de mon généraliste homéopathe, et de ma nutritionniste naturopathe Leila Nasri.

Tous les deux m'ont guidée durant un an et demi, et appris qu'avant tout je devais suivre des principes de bases inaliénables, et ensuite après digestion de ces principes clés je devais les appliquer dans ma vie au quotidien face à chaque différente situation. Aujourd'hui, je les vois encore afin d'effacer au maximum les intolérances alimentaires, finir de réparer mon intestin bien endommagé par la candidose. Bref, comme dirait une amie : « ravaler la maison avant de repasser la peinture ».

Enfin, le principe essentiel qu'ils m'ont aidé à intégrer est que je devais avant tout lâcher prise, me détendre, déléguer aux personnes compétentes les sujets que je ne pouvais complètement maîtriser. Pour m'aider à me détendre, ils me recommandaient de suivre des cours de yoga, de persévérer dans mes cours de chant déjà entamés, tout en continuant à suivre mon activité sportive.

J'ai entrepris par moi-même de me prémunir de certains supports tels que le livre du Docteur Seignalet « l'alimentation ou la 3e médecine », la lettre de Jean-Marc Dupuis « Santé Nature Innovation », la newsletter « Néo-nutrition » d'Eric Müller, et toute autre lecture pouvant m'éclairer au quotidien.

Pour m'aider à m'organiser, je me suis aussi équipée de livres de cuisine spécialisés dans les intolérances alimentaires. Ces livres m'ont servi de base de départ, je les ai ensuite adaptés aux consignes des médecins, car je ne trouvais pas de livre de recettes pour compléter le traitement anti candida.

Libre à vous de choisir vos sources d'inspirations. Mon guide n'est, encore une fois, qu'une source possible d'inspiration parmi tant d'autres. L'essentiel est que cela s'adapte et réponde à vos besoins, et envies.

Je retiens de mon expérience qu'elle m'a appris à mettre de la couleur et de la saveur dans mon assiette. J'ai toujours aimé cuisiner, mais pour autant les aliments étaient pauvres en goût et en qualité. La candidose m'a encouragée à développer ma créativité, trouver des substituts à mes évictions, consommer local et selon les saisons, errer dans des rayons de coopératives biologiques. J'ai ainsi découvert une richesse insoupçonnée de produits. Au travers de ma réforme, j'ai retrouvé le goût authentique de la nature.

Qu'est-ce que la candidose ?

Le Candida Albicans est un champignon naturellement présent en nombre limité dans l'intestin.
Il est utile car il participe à la dégradation des aliments mal digérés.
Lorsqu'il prolifère, se multiplie de façon excessive, on parle alors de Candidose.
Si la Candidose devient chronique, elle peut être à l'origine de nombreux troubles :

- Fatigue chronique, sautes d'humeur, irritabilité.
- Dépression, perte de mémoire, difficultés de concentration
- Douleurs musculaires ou articulaires diffuses
- Compulsions sucrées
- Intolérances alimentaires et allergies qui sont des dérèglements du système immunitaire
- Dérèglements hormonaux
- Dérèglements ORL : rhinites, rhinopharyngites, angines, sinusites à répétition

Recommandation pour freiner la candidose:
- ✓ Suivre un traitement prescrit par un médecin généraliste.
- ✓ Compléter le traitement avec des compléments alimentaires tout en contrant la capacité d'adaptation et de résistance du Candida Albicans.
- ✓ Eviter l'apport de levures
- ✓ « Freiner » le Candida Albicans en le privant de son aliment de prédilection le sucre.

En complément un traitement approprié, il est conseillé de suivre un régime alimentaire strict. En effet le Candida Albicans se nourrit de sucres et des graisses, plus on en consomme plus la prolifération est forte, plus les appels de sucres le sont aussi. Ce régime peut durer trois mois ou trois ans, dépendant de profondeur de la candidose.

Les personnes touchées de Candidose choisissent souvent d'être accompagnées et conseillées d'un naturopathe pour un suivi alimentaire personnalisé.

Les aliments à éviter sont:

➤ Les aliments riches en sucre : sucres raffinés (sucre blanc, sucre roux), bonbons, chocolat, jus de fruit et sodas, pâtisseries, gâteaux, biscuits, viennoiseries, miel, sirop d'érable, sirop d'agave, sucres naturels (stévia, sucre de coco, etc.).

➤ Les fruits à index glycémique élevé : fruits secs, banane, melon, ananas, mangue, raisin.

➤ Les produits raffinés qui augmentent l'index glycémique: pain blanc, riz blanc, galettes de riz, lait de riz.

➤ Les desserts lactés riches en sucre ajouté.

➤ Les produits dont la fabrication utilise des levures ou produits fermentés : pain fabriqué avec de la levure et non du levain, pâte à pizza ou à tarte industrielle, fromages, aliments et boissons fermentés ou maltés (champignons, tofus, bière, vin, cidre, whisky).

➤ Les compléments alimentaires issus de levure (multivitamines, vitamine B, levure enrichie en sélénium, levures en paillettes), riches en maltodextrines (sucres chimiques concentrés à 80% (hydrolyse d'un amidon de blé, riz, maïs, fécule de pommes de terre), ou contenant des produits chimiques (conservateurs, colorants, etc.), pesticides, alcool.

  ➤ Les produits perturbants l'équilibre de la flore ou de la paroi intestinale :Les viandes rouges et poissons d'élevages non bio (imbibés d'antibiotiques), tous les aliments à l'origine d'intolérance ou d'allergie (produits laitiers, gluten ou autres révélés par les tests).

Il est recommandé de manger des aliments d'origine biologique, dont le mode de production est protégé, et exclus utilisation de pesticides et antibiotiques entre autre.

Les aliments à privilégier sont :
(sauf intolérances listées dans vos examens)

- Les légumes : aubergine, courgette, tomate, poivron, haricot vert, poireau, salsifis, endives, navet, toutes les variétés de choux, épinard, salades vertes, radis, cœur de palmier, pousse de bambou, germe de soja, avocat.

- Avec modération, attention « faux amis » : carottes cuites, car sont plus concentrées en sucre que crues.

- Les légumineuses : lentilles, pois chiches, pois cassé, haricots secs, fèves. Avec modération, par rotation/alternance : les betteraves et châtaignes.

- Les céréales complètes biologiques :
  o Sans gluten : sarrasin, quinoa, amarante, riz, millet
  o Avec gluten : blé, orge, avoine, seigle, épeautre, kamut.
  o Attention « faux amis » : les galettes de riz soufflé et le lait de riz qui augmentent rapidement le taux de sucre dans le sang.
  o Si vous suivez le régime du Dr Seignalet et que vous avez des intolérances au gluten, le millet et le maïs sont à éviter.
  o Lorsque l'on consomme des céréales complètes, les produits biologiques sont impératifs car tous les pesticides sont concentrés dans l'écorce.

- Fruits à index glycémiques bas, en dehors des heures de repas (en collation à 16h30 par exemple) : fruits rouges, pommes, poires, prunes, pêche.

- Protéines animales : œuf, viande blanche, poisson d'origine biologique si possible ou labellisés.

D'ordre général, privilégiez les aliments alcalinisant aux aliments acidifiants.

Qu'est-ce que les intolérances alimentaires ?

Les intolérances alimentaires peuvent provenir de multiples facteurs : de naissance, maladies auto-immunes, déséquilibre amenant à une intoxication qui rend la paroi intestinale poreuse.

Globalement, les déséquilibres de la flore intestinale amènent progressivement à un état d'intoxication des intestins qui se fragilisent, deviennent poreux et finissent par ne plus remplir correctement leur fonction d'assimilation des nutriments et d'élimination des toxines.

Dans le cas d'une candidose : il y a bien déséquilibre de la flore, donc à plus long terme une difficulté pour les intestins d'assimiler des aliments plus ou moins difficile à digérer.

Ces aliments en question sont sur des terrains courants le gluten, le lait, les œufs, respectivement modifiés depuis le développement dans les années soixante dix de la production de masse.

Les aliments produits ou élevés de manière « accélérée » ou « optimisée » et soumis à l'usage d'OGM, insecticides, antibiotiques sont souvent plus difficiles à assimiler pour un intestin fragile, qui « tolère » alors mal l'aliment en question.

Sur des terrains plus développés de la candidose, la barrière intestinale est fragilisée, les aliments « modifiés » saturent le système digestif plus facilement. Il est important de protéger, renforcer la flore et barrière intestinale, et aussi de **se nourrir de façon « rotative »** : alterner les céréales sans gluten, les légumes bio, les viandes blanches et poissons. A défaut de varier les plats, on peut provoquer une intolérance qui n'existait pas au départ.

Les personnes compétentes conseillent de réparer et de protéger la paroi intestinale avec l'aide des moyens et compléments aliments suivants:

- Des acides gras de qualité : oméga 6 et oméga 3 d'origine végétale, disponibles dans les huiles végétales extraites des premières pressions à froid, et poissons de mers froides, entre autre.

- Des souches de pro biotiques : il est recommandé de consommer les probiotiques prescrites par le médecin et/ou le naturopathe compétent que vous aurez consulté.

- De la glutamine : La glutamine fait partie des 20 acides aminés du code génétique. Elle favorise l'endurance et la récupération de l'organisme.
- Des enzymes digestives : pour favoriser l'assimilation des protéines, acides gras et fibres alimentaires.

- Favoriser une réintroduction progressive des aliments, après une éviction temporaire.

- Eviter les antibiotiques.

Mon régime Alimentaire

a) Suggestions d'organisation

1. Comment je m'organise :

J'investis dans la littérature qui peut me renseigner ou m'inspirer au quotidien :

i) Je pioche dans les ouvrages de recettes culinaires spécialisés pour l'alimentation pour candidose, ouvrages de recettes du Docteur Seignalet, newsletters culinaires, la liste est riche.

ii) Quoique je lise, le fil rouge de mon régime est la feuille de régime hypotoxique rédigée par mon généraliste, où figurent les grandes lignes de l'alimentation que je dois suivre. J'ajoute la liste de mes aliments tolérés et non tolérés, que je garde toujours sur moi où que j'aille (scannée et enregistrée dans mon téléphone mobile pour ma part).

J'investis dans des ustensiles de cuisine :

iii) J'ai fait l'acquisition d'une série de petits Tupperwares adaptés en taille pour 6 entrées et 6 plats de résistance.

iv) Je suis aussi équipée en bentos, thermos, tupperwares pour plats froids et pour plats chauds, sac isotherme pour une journée de repas au bureau, et glacière de voiture.

v) J'ai enfin dans ma cuisine une balance pour peser les aliments, moulins pour moudre les graines de lin, pilon pour écraser les graines et épices, cuit vapeur, vitaliseur, et extracteur de jus.

J'organise ma vie compatible au monde non bio :

vi) **Pour ma part nomade,** je profite de la moindre enseigne bio sur mon chemin pour faire mes courses si je sais que j'arrive à échéance du stock de frais. *Je profite toujours de mon téléphone pour les localiser et prendre connaissance des horaires.*

2. *Au restaurant, j'emploie les mots qui effraient : je parle d'allergies afin que mes consignes soient entendues et respectées.* En observant la liste des aliments non tolérés, ma naturopathe m'a indiqué quels étaient les

« moins pires » à consommer en cas « d'impasse ». Je sais que je peux manger du poulet, de la dinde, du poisson, des crudités, des légumes, du riz, le tout cuit à l'eau ou à la vapeur. Je dois préciser que je veux **TOUT sans sauce**, et non réchauffé au micro onde. Je parlais avant d'intolérances alimentaires : quand j'ai vu que le serveur ou chef s'en moquent, j'ai fini par parler d'allergies et c'est beaucoup plus efficace pour que les consignes soient entendues et prises en compte. Si malgré tout le chef se prend la folle mais courante idée de mettre « un peu d'huile, tout de même, pour le goût » dans mon plat, je le fais retourner en cuisine. Au début je n'osais pas, in fine les jours de rechutes derrière m'ont appris à être ferme.

i) **Entre amis, je joue la carte de l'humour** *« bonjour, c'est moi la chieuse de service qui s'invite avec sa gamelle chez vous ! ».* Même s'il s'agit d'amis, j'ai tout vu : suspicion de mythomanie, anorexie, tentative d'intoxication (si, si, le coup du beurre délibéré dans le plat, on me l'a fait aussi !). Je dis aussi clairement ce que j'ai : pas de pudeur, pas de gêne à omnubiler les dix premières minutes de la soirée. C'est ma santé, ma survie qui est en jeu, si je guéris je peux être en rémission, avoir des enfants, alors je dois expliquer à mon entourage l'importance de ma rigueur alimentaire. A force de prendre sur moi pour dépasser ma pudeur, je me suis rendue compte que mon entourage était bien veillant et supporter au quotidien. Je me suis ainsi facilitée la tâche.

ii) **Je me suis constituée ma liste de producteurs qui suivent une méthode « raisonnée » sans OGM, sans pesticides et sans anti biotiques.** En effet, en cas de déplacement professionnel ou de sortie avec des amis ça m'évite de manger stressée. J'ai mon lot d'accidents suite à des restaurants qui utilisent des aliments modifiés dans la cuisine, voire des chefs qui ne tiennent pas compte de mes consignes de cuisson (à l'eau, à la vapeur) et ne peuvent s'empêcher de mettre « un peu de beurre ou d'huile pour le goût » !

Je prévois une liste de course hebdomadaire :

iii) Je sélectionne les trois recettes de la semaine de travail, que je prépare en quantité plus importante de manière à ce qu'une recette couvre deux jours, j'ai ainsi l'équivalent de six jours de plats préparés en avance.

iv) Pour les non périssables (céréales, laits, substituts d'œuf, farines sans gluten) : je fais mes achats pour un mois de stock sur internet (pour ma part houra.fr propose des produits similaires aux enseignes bio de proximité). J'ajoute aussi un stock de départ pour dix jours en périssables (fruits, légumes, viandes).

v) Pour les produits frais : je stock le moins possible (une semaine) : je fais alors les courses de la semaine, admettons le samedi matin, dans un magasin bio de proximité. Je profite du dimanche matin pour cuisiner pour la semaine une quantité importante des trois recettes choisies.

vi) Pour les petits déjeuners, je prépare 3 céréales différentes à cuire afin d'avoir juste le mélange à préparer la veille pour le lendemain. Ainsi en cas de déplacement, je remplis les Tupperwares en céréales et en lait végétaux en poudre (plus simple pour le transport)

2. Ma liste de course type

Ma méthodologie de base pour constituer ma liste de course

a) Je pars d'abord du tableau des intolérances remis par mon laboratoire d'analyses médicales.

b) Je vérifie avec mon généraliste et mon naturopathe chaque ligne de la colonne des tolérés.

c) Je pose toutes les questions possibles afin de suivre son régime dans le cadre de la vie professionnelle

d) J'observe la colonne des tolérés : cette colonne est ma liste de course élémentaire. Je varie les aliments clés.

e) J'accepte une liste de course dense en qualité, donc variée afin d'alterner les aliments. La répétition des mêmes aliments avec des intestins poreux peut rendre ces aliments non tolérés.

f) Absolument tout est bio. Je m'autorise seulement les légumes de mon potager (donc culture contrôlée), que j'ai acheté bio avant de les planter, et le foie gras ou la viande d'un producteur que je connais.

g) Pour les graines et légumineuses : je pense à les prétremper la veille de leur consommation afin de les rendre plus faciles à digérer.

Les aliments de base non périssables

(à ajuster selon vos intolérances):

1) Flocon de sarrasin.
2) Graines de quinoa (denrée qui se raréfie suite à une mise avant de la consommation de masse).
3) Flocons de châtaigne.
4) Graines d'amarante
5) Graines de chia
6) Pignons de pin
7) Graines de tournesol (à prétremper la veille de la cuisson)
8) Graines de courge (à prétremper la veille de la cuisson)
9) Graines de lin (à moudre)
10) Amandes en vrac non énondées (à prétremper pour ôter la peau)
11) Légumineuses (à prétremper la veille de la cuisson)
12) Laits végétaux en poudre (je varie entre deux qualités)
13) Purée de sésame et d'amande (pour faire des laits végétaux).
14) Huile vierge de coco
15) Huile d'olive de première pression extraite à froid
16) Huile de colza de première pression extraite à froid
17) Psyllium blond
18) Thé vert sencha en vrac
19) Tisanes en vrac

Les aliments périssables :

20) Jus d'aloès : une bouteille, ainsi que des ampoules pour les déplacements.
21) Légumes autorisés : de saison, de toutes les couleurs.
22) Crudités autorisés : de saison, de toutes les couleurs.
23) Viandes autorisées.

3. Mes rituels

a. Le matin, je prends cinq minutes pour mettre le rythme naturel du corps en place.

La première étape vers une bonne gestion du traitement anti candida est de prime abord la détente de l'estomac. Celui-ci détendu, le territoire intestinal est plus propice à la reconstruction.

b. « Envisager de soigner une plaie ouverte sur une main avec du vinaigre, puis poser directement un pansement sur la main blessée, pour ensuite passer cette même main sous l'eau et dans les impuretés toute la journée, pour le commun des individus c'est une hérésie ? » « Cela vous paraît évident que la cicatrice ne prendra pas ou ne se désinfectera pas ? » Il en va de même pour votre intestin si vous l'attaquez avec du stress et des aliments acides et inflammatoires.

c. **La base de mon pansement pour une bonne réparation de la muqueuse :**

i.   Assimilation des premières souches pro biotiques

ii.   Assimilation de la glutamine

iii.   Assimilation des huiles végétales de qualité

iv.   Assimilation des enzymes qui facilitent la digestion

v.   La base de la cicatrisation est ainsi posée.

d. <u>Mon rituel du matin</u>

1. Consommer 2 cs de jus d'aloé pure dans un verre d'eau à température ambiante.

2. 1 c.c de thé vert sencha en vrac avec de l'eau à 80°C. Laisser infuser 1 min. Puis déguster une tasse tranquillement.

3. Préparer le mélange du petit déjeuner (cf. recettes du petit déjeuner).

4. Prendre une cuillère à soupe 50% d'huile d'olive et 50% d'huile de colza toutes les deux bios premières pressions à froid. J'alterne un matin sur trois avec de l'huile de lin ou de chanvre. Puis une cuillère à soupe de graines de lin avec de l'eau, ou moulue avec un moulin adapté.

5. Déguster le petit déjeuner en prenant bien le temps de l'observer d'abord, puis de bien mâcher chaque cuillérée.

6. Une fois le bol terminé, boire 1 à 1,5L de tisane infusée à 95°C pour désaltérer après la prise de psyllium. La tisane de thym est un bon moyen de compléter les bénéfices digestifs.

4. Mes aliments clés

a. Les alternatives au gluten :

Le gluten est une protéine de céréale que l'ont retrouve dans le blé, l'épeautre, petit épeautre, Kamut, seigle, orge et avoine.

Les céréales cultivées en Amérique Latine, Asie, et Afrique sont généralement à l'abri de la production de masse et donc de la mutation génétique qu'ont subi les céréales contenant du gluten.

i) Le sarrasin :

Idéal pendant les saisons froides, le sarrasin est reminéralisant et réchauffant. Cette petite graine est plus riche en protéines que le riz, à haute teneur en magnésium, polyphénols et antioxydants. Exempt de gluten, on fait partie de la même famille que la rhubarbe et l'oseille.

ii) Le quinoa :

Originaire des Andes, cette petite graine fait partie de la famille des épinards et de la betterave. Très digeste, elle est riche en protéines végétales, en magnésium, en fer, en acides gras essentiels. Le quinoa fournit ainsi une bonne énergie. Les variétés les plus couramment rencontrées sont le quinoa blond, rouge et sauvage.

iii) L'amarante :

Originaire d'Amérique centrale et du sud, l'amarante était cultivée par les amérindiens pour ses propriétés nutritives. Cette graine n'appartient pas à la famille des céréales. Elle est le fruit d'une plante connue comme ornementale appréciée pour sa floraison en épis spectaculaires. Extrêment riche en protéines, elle contient de la lysine, un acide aminé essentiel qui n'existe qu'en très faible quantité dans nos céréales traditionnelles. Elle contient en outre calcium, magnésium et fer.

iv) Le fonio :

Céréale originaire d'Afrique, le fonio aux grains minuscules semblables à une semoule brun foncé gonfle considérablement à la cuisson. Complet et demi-complet, le fonio est digeste, riche en protéines, et remplace bien la semoule de blé pour les couscous ou taboulés.

v)   Le riz :

Le riz offre l'avantage de ses multiples variétés : long, rond, complet, demi-complet, rouge, noir, sauvage. Il est source d'acides aminés essentiels, de minéraux et d'oligoéléments, vitamines, et fibres. Attention toutefois pour les candidoses : ne consommez pas de riz blanc qui est un produit raffiné, ni sirop de riz que l'on trouve entre autre dans les laits végétaux en poudre.

vi)   La châtaigne :

Fruit d'automne, la châtaigne représente des vertus nutritives qui offrent une bonne alternance aux céréales du matin. Elle est toutefois à consommer avec modération (une fois par semaine par exemple) dans le cadre d'un régime anti candidose faible en sucre.

b.   Les alternatives au lait:

Les laits végétaux sont nombreux, disponibles en plusieurs formes et tout aussi riche. La richesse de variétés disponibles offre des multitudes de possibilités culinaires.

i.   Lait d'amande :

Disponible en poudre à diluer avec de l'eau chaude ou froide, la façon la plus simple d'en obtenir est de diluer de la purée d'amande non sucrée avec de l'eau chaude ou froide. Riche en fer et alcalinisante, la purée d'amande apporte des protéines, vitamine E, du calcium, du magnésium. Idéal pour le petit-déjeuner, un dessert ou des plats à base de légumes d'hivers.

ii.   Lait de châtaigne :

A réaliser soit même en mélangeant de la purée de châtaigne non sucrée diluée avec de l'eau tiède. Le lait de châtaigne apporte une saveur sucrée au petit déjeuner ou pour le goûter de 16hres.

iii.   Lait de sésame :

Disponible sous forme de purée de sésame blond ou ½ complet, une fois dilué dans l'eau le lait de sésame apporte un léger goût de cacahuète idéal pour réaliser des plats salés, purées (hummos, purée d'aubergine), soupes, et petits déjeuners.

iv.   Lait de coco :

Disponible en huile de coco (à consommer modérément) et en brique, le lait de coco est une alternative pour un petit déjeuner léger et parfumé. Il agrémente parfaitement des plats à base curry ou recettes asiatiques

c. Les alternatives à la viande animale

Pour les phases d'alimentation sans viande, on peut compenser les protéines animales par un mélange simple : deux cuillérées à soupe de légumineuses mélangées à une cuillère à soupe de céréales, le tout trempé la veille de la cuisson. Par exemples :

1. Deux cuillérées de pois chiche (préparés en hummos) et une cuillère à soupe de quinoa, agrémentés d'oignons cuits et de cumin.

2. Deux cuillères à soupe de lentilles pour une cuillère à soupe de riz (cf. recette du Djadarah page 57).

d Antifongiques et protecteurs de l'intestin :

La nature est bien faite, on y trouve une cure à tous les maux.
Comptez parmi les puissants antifongiques à consommer sans modération :
o   Les myrtilles, le pamplemousse, la baie d'Argousier.
o   Les algues
o   Toutes les céréales semi complètes ou complètes, tous les fruits et légumes
o   La chlorophylle
o   Les huiles végétales (lin, sésame, carthame).
o   Le thym, le romarin, le laurier noble, le genévrier, l'échinacée.
o   Le curcuma, le gingembre, la cannelle.
o   l'ail.
o   les brocolis
o   l'aloès

e.Les gélifiants

Il s'agit tout simplement de graines qui à la cuisson sécrètent un liquide gélatineux, permettant de lier les aliments et de remplacer les feuilles de gélatines industrielles.

Pour ma part intolérante à l'agar-agar, j'ai trouvé ces trois substituts :

1-Le Psyllium

Cette plante d'Inde peut se trouver dans les magasins alimentaires bio, sous forme de sachet ou boîte. Le psyllium blond absorbe l'excès de sucre et de graisse dans l'intestin, s'il est consommé au moment du repas, ou en fin de repas dans le dessert. Eviter entre les repas, auquel cas il aura un effet coupe-faim, ce qui n'est pas recommandé en cas de régime alimentaire déjà très restrictif. Nous avons besoin de calories et de détente pour se défendre contre le candida, et non de privation et frustration alimentaire supplémentaires. En revanche, pris dans le cadre du repas, le psyllium blond contribue à « affamer » le candida et facilite le nettoyage du côlon.

(1) Conseil de prise en cas de constipation :

(2) Pendant 3 jours : 1cs

(3) Les 3 jours suivant : 2 cs

(4) Les 3 jours suivant : 3 cs

(5) Les 3 jours suivant : 2cs

(6) Les 3 jours suivant : 1cs

(7) Voir dans quel cas la selle se déroule au mieux, et identifier ainsi la quantité adaptée au corps. Certaines personnes peuvent monter jusque 6 cs.

(8) Mélanger le psyllium blond à ½ verre d'eau, bien mélanger, puis boire 1,5l d'eau après.

(9) Ajouter au bol du petit-déjeuner, ou au dessert : il est alors mélangé à une crème de marron (cf. recette page….), ou un yaghourt au soja.

(10) Il prend une forme gélatineuse, épaissit la préparation et permet donc d'obtenir un mets bien consistant, des gelée de légumes ou de fruits.

2-L'amarante :

A la cuisson, les petites graines d'amarante s'épaississent et sécrètent un liquide sirupeux. Broyée au préalable les graines pour ensuite les chauffer avec de l'eau, vous obtiendrez une substance gélatineuse utile pour épaissir les soupes, les purées.

3-Les graines de chia

Originaires du Pérou et du Paraguay, la graine tient son nom de la région des Chiapas. Depuis longtemps prisées par les civilisations anciennes pour ses qualités nutritionnelles, la graine de Chia offre un équilibre unique de protéines, fibres, omégas et acides aminés essentiels. S'épaississent et se gélifient au contact de l'eau chaude, les graines de Chia se consomment crues seules ou en complément de smoothies, jus, céréales et desserts.

Bien s'entourer

Après une consultation chez mon généraliste, et une fois son régime hypotoxique prescrit, j'ai entrepris de suivre le traitement anti candida pendant six mois seule. Je me suis confrontée à la problématique des questions récurrentes sur les aliments pour lesquels je n'avais pas de vision claire, ceux que je pouvais tolérer dans les restaurants et à mon métier qui implique beaucoup de déplacements. J'ai commis l'erreur de consommer du tofu (aliment fermenté) pour remplacer la viande, des champignons (légumes certes, mais fermentés), et de réchauffer mes plats au four micro onde.

J'ai compris qu'il fallait un accompagnement plus rapproché. Par ailleurs je redoutais la réintégration alimentaire par la suite.

J'ai évoqué tous ces points à mon généraliste qui m'a conseillé une naturopathe en guise de diététicienne : c'est alors qu'elle m'a aidé à prendre du recule, à préciser chaque menu, chaque situation exceptionnelle, et à cadrer l'approche de ce régime si restrictif.

En parallèle, je devais tenir un rythme cadré, rassurant, penser à me faire ce qui me fait plaisir, me changer les idées.

Le traitement anti candida est assez contraignant et demande de tout calibrer. C'est un effort mental et psychologique avant tout car il faut être détendu tout en se soignant. Aussi n'hésitez pas à vous entourer de naturopathe, psychologues, coach…

J'ai pour ma part tout changé : mon médecin généraliste est homéopathe, ma nutritionniste est naturopathe, mon gynécologue m'a été recommandé par mon naturopathe.

Comment cuisiner pour les autres ?

Prenez vos recettes en réintégrant les aliments autorisés à tous.

Je trouve plus facile à gérer et plus économique d'opter pour un stock commun dans les rayons biologiques, tout en achetant les aliments que je ne consomme pas dans les rayons conventionnels.

Je prépare systématiquement deux menus : le mien et celui du foyer. Toutefois, je remarque de plus en plus que mon entourage demande par envie à goûter ce que je cuisine pour moi. Aussi il m'arrive aussi de tenir un menu commun.

1   Le Petit- déjeuner

Le Rituel du Matin

Le petit déjeuner - **Le pansement de l'intestin - Les Fondations de la reconstruction interne**

Le matin, à l'inverse de notre rythme de travail au sein de la société moderne, prendre cinq minutes pour mettre le rythme naturel du corps en place est un atout précieux. La première étape vers une bonne gestion du traitement anti candida est de prime abord la détente de l'estomac. Celui-ci détendu, le territoire intestinal est plus propice à la reconstruction.

Envisager de soigner une plaie ouverte sur une main avec du vinaigre, puis poser directement un pansement sur la main blessée, pour ensuite passer cette même main sous l'eau et dans les impuretés toute la journée, pour le commun des individus c'est une hérésie ? Cela vous paraît évident que la cicatrice ne prendra pas ou ne se désinfectera pas ? Il en va de même pour votre intestin si vous l'attaquez avec du stress et des aliments acides et inflammatoires.

La base du pansement pour une bonne réparation de la muqueuse :

Assimilation des premières souches pro biotiques

Assimilation de la glutamine

Assimilation des huiles végétales de qualité

Assimilation des enzymes qui facilitent la digestion

La base de la cicatrisation est ainsi posée.

Proposition de rituel – 5 min:

i. Consommer 2 cs de jus d'aloé pure dans un verre d'eau à température ambiante.

ii. 1 c.c de thé vert sencha en vrac avec de l'eau à 80°C. Laisser infuser 1 min. Puis déguster une tasse tranquillement.

iii. Préparer le mélange du petit déjeuner (cf. recettes du petit déjeuner).

iv. Prendre une cuillère à soupe 50% d'huile d'olive et 50% d'huile de colza toutes les deux bios premières pressions à froid. J'alterne un matin sur trois avec de l'huile de lin ou de chanvre. Puis une cuillère à soupe de graines de lin avec de l'eau, ou moulue avec un moulin adapté.

v. Déguster le petit déjeuner en prenant bien le temps de l'observer d'abord, puis de bien mâcher chaque cuillérée.

vi. Une fois le bol terminé, boire 1 à 1,5L de tisane infusée à 95°C pour désaltérer après la prise de psyllium. La tisane de thym est un bon moyen de compléter les bénéfices digestifs.

A propos du psyllium blond:

Cette plante d'Inde peut se trouver dans les magasins alimentaires bios, sous forme de sachet ou boîte. Le psyllium blond absorbe l'excès de sucre et de graisse dans l'intestin, s'il est consommé au moment du repas, ou en fin de repas dans le dessert. Eviter entre les repas, auquel cas il aura un effet coupe-faim, ce qui n'est pas recommandé en cas de régime alimentaire déjà très restrictif. Nous avons besoin de calories et de détente pour se défendre contre le candida, et non de privation et frustration alimentaire supplémentaires. En revanche, pris dans le cadre du repas, le psyllium blond contribue à « affamer » le candida et facilite le nettoyage du côlon.

Conseil de prise en cas de constipation :

Pendant 3 jours : 1cs

Les 3 jours suivant : 2 cs

Les 3 jours suivant : 3 cs

Les 3 jours suivant : 2cs

Les 3 jours suivant : 1cs

Voir dans quel cas la selle se déroule au mieux, et identifier ainsi la quantité adaptée au corps. Certaines personnes peuvent monter jusque 6 cs.

Mélanger le psyllium blond à ½ verre d'eau, bien mélanger, puis boire 1,5l d'eau après.

Ajouter au bol du petit-déjeuner, ou au dessert : il est alors mélangé à une crème de marron (cf. recette page 28), ou un yoghourt au soja.

Il prend une forme gélatineuse, épaissit la préparation et permet donc d'obtenir un mets bien consistant.

1.1 Porridge aux flocons de Sarrasins

Temps de préparation : 10 min　　❖　　**Matériel : pilon et mortier**

Ingrédients pour une personne: 2 cs de flocons de , 1,5 cc de purée d'amande blanche, 1 cc de cannelle moulue, 3 amandes nature, 1 cs de psyllium en cas de constipation.

Préparation :

Disposer les 3 amandes dans de l'eau chaude à 100°C, et laisser reposer.

Pendant ce temps, dans un grand bol, déposer la 1,5 cc de purée d'amande blanche, et délayer tout en remuant avec 250 ml d'eau chaude à 100°C, la purée devient alors du lait d'amande.

Y ajouter immédiatement les 2 cs de flocons de sarrasin. Laisser reposer environ 5 min, pour que le flocon gonfle à l'eau chaude.

Une fois les flocons glonflés, ajouter la cs de psyllium et remuer immédiatement en continu pour éviter les grumeaux. Ajouter l'eau chaude au fur et à mesure du mélange afin d'obtenir une matière crémeuse. Le Psyllium augmente le volume de l'assiette du simple au double.

Ajouter la poudre de cannelle, remuer pour que la crème soit homogène.

Sortir les amandes de l'eau et presser la pointe afin d'ôter la peau de l'amande. La chair blanche de l'amande découverte, la sécher et piler les 3 amandes en morceaux relativement grossier.

Pour plus de goût « sucré » : ajouter 1 cs de cardamome, et 1 cc de pignons de pin, voire 1 cc de graines de courge.

Bonne dégustation.

1.2 Riz au lait de Souad

Temps de préparation : 10 min   ⁝   **Matériel : pilon et mortier**

Ingrédients pour une personne: 2 cs de flocons de riz complet, 1,5 cc de purée d'amande blanche, 1 cs de psyllium en cas de constipation, 1 cc de cannelle moulue, 2 cs d'eau de rose, 2 graines de cardamome, 1 clou de girofle, 3 pistaches énondées nature, 1 cc de pignon de pin

Préparation :

Cuire et gonfler les 2 cs de riz au lait à 100°C :une fois les flocons bien gonflés et le niveau de l'eau diminuer, laisser reposer.

Pendant ce temps, dans un grand bol, déposer la 1,5 cc de purée d'amande blanche, et délayer tout en remuant avec 250 ml d'eau chaude à 100°C, la purée devient alors du lait d'amande.

Y ajouter immédiatement 1 cs d'eau de rose, les 2 cs de flocons de flocons de riz la cs de psyllium et remuer immédiatement en continu pour éviter les grumeaux. Ajouter l'eau chaude au fur et à mesure du mélange, et finir de remuer avec 1 cs d'eau de rose supplémentaire afin d'obtenir une matière crémeuse. Le Psyllium augmente le volume de l'assiette du simple au double.

Ajouter la poudre de cannelle, remuer pour que la crème soit homogène.

Ouvrir les 2 graines de cardamome et extraire les grains à l'intérieur. Les écraser en poudre au pilon, et verser dans la préparation. Ecraser le clou de girofle au pilon jusqu'à obtention d'une poudre et verser dans la préparation. Ajouter la cc de pignons de pin, remuer le tout.

Ecraser les 3 pistaches afin d'obtenir des éclats de pistaches grossiers : disposer sur le dessus pour la décoration avec quelques pincées d'amande. Vous pouvez aussi tout mélanger pour la praticité du goût. Pour plus de goût « sucré » : ajouter 1 cc de cardamome, 1 cs de fleur d'oranger (pas d'arôme). Bonne dégustation.

1.3 Muhallebi d'Amarante

Recommandation : préparer la veille ou un matin de repos
Temps de préparation : 40 min ❖ **Matériel : pilon et mortier**

Ingrédients pour une personne: 2 cs de grains d'Amarante, 1,5 cc de purée d'amande blanche, 1 cs de psyllium en cas de constipation, 1 cc de cannelle moulue, 1 cs d'eau de rose, 1 cs de fleur d'oranger, 1 cc de pignons de pin

Préparation :

Pré tremper les pignons de pin dans l'eau chaude.

Faire cuire 1 part de graines d'amarante dans 3 parts d'eau pendant 40 à 45 minutes. Les graines vont alors s'épaissir et donner une consistance épaisse.

Juste avant d'ôter l'amarante du feu : dans un grand bol, déposer la 1,5 cc de purée d'amande blanche, et délayer tout en remuant avec 250 ml d'eau chaude à 100°C, la purée devient alors du lait d'amande.

Y ajouter la cs de psyllium. Remuer immédiatement en continu pour éviter les grumeaux. Ajouter l'eau chaude au fur et à mesure du mélange afin d'obtenir une matière crémeuse. Le Psyllium augmente le volume de l'assiette du simple au double.

Ajouter la poudre de cannelle et les 2 cs d'amarante encore chaude, remuer pour que la crème soit homogène. Ajouter l'eau de rose et la fleur d'oranger et mélanger. Laisser refroidir 10 min afin que la texture se fige.

Ajouter les pignons sur le dessus.

Bonne dégustation.

1.4 Crème de Quinoa

Temps de préparation : 10 min   ∴   **Matériel : pilon et mortier**

Ingrédients pour une personne: 2 cs de flocons de quinoa, 1,5 cc de purée d'amande blanche, 2 cs de psyllium en cas de constipation, 1 cc de cannelle moulue, 1 cc de cardamome moulue, 2 amandes nature, 1 cc de graines de courges, 1 cc de pignons de pin.

Préparation:

Disposer les 3 amandes dans de l'eau chaude à 100°C, et laisser reposer.

Pendant ce temps, cuire à 100°C dans une casserole d'eau les 2 cs de flocons de quinoa. Compter 5 min.

Dans un grand bol, déposer la 1,5 cc de purée d'amande blanche, et délayer tout en remuant avec 250 ml d'eau chaude à 100°C, la purée devient alors du lait d'amande.

Y ajouter immédiatement la cs de psyllium et remuer immédiatement en continu pour éviter les grumeaux. Ajouter l'eau chaude au fur et à mesure du mélange afin d'obtenir une matière crémeuse. Le Psyllium augmente le volume de l'assiette du simple au double.

Ajouter les poudres de cannelle, de cardamome et les 2 cs de flocons de quinoa, devenus crémeux, remuer pour que la crème soit homogène.

Sortir les amandes de l'eau et presser la pointe afin d'ôter la peau de l'amande. La chair blanche de l'amande découverte, la sécher et piler les 3 amandes en morceaux relativement grossier.

Au choix, parsemer les pignons de pin et graines de courge pour un aspect décoratif, ou bien mélanger les à la crème pour le plaisir gustatif.

Bonne dégustation.

1.5 Crème de Purée de Châtaigne

Temps de préparation : 20 min ❖ **Matériel : pilon et mortier**

Ingrédients pour une personne: 2 cs de flocons de châtaigne (ou de purée de châtaigne non sucrée), 1,5 cc de purée d'amande blanche, 1 cs de psyllium en cas de constipation

Préparation :

Cuire dans une casserole d'eau remplie au tiers les 2 cs de flocons de châtaigne à 100°C, jusqu'à ce que les flocons ramollissent et prennent la forme d'une purée. Vous pouvez finir la purée au robot. Si vous utilisez la purée de châtaigne déjà faite, inutile de procéder à la cuisson.

Pendant ce temps, dans un grand bol, déposer la 1,5 cc de purée d'amande blanche, et délayer tout en remuant avec 250 ml d'eau chaude à 100°C, la purée devient alors du lait d'amande.

Ajouter la cs de psyllium et remuer immédiatement en continu pour éviter les grumeaux. Ajouter l'eau chaude au fur et à mesure du mélange afin d'obtenir une matière crémeuse. Le Psyllium augmente le volume de l'assiette du simple au double.

Ajouter immédiatement les 2 cs de purée de châtaigne. Remuer

Ajouter la poudre de vanille pour plus de saveur « sucrée », remuer pour que la crème soit homogène.

Sortir les amandes de l'eau et presser la pointe afin d'ôter la peau de l'amande. La chair blanche de l'amande découverte, la sécher et piler les 3 amandes en morceaux relativement grossier.

Pour plus de goût « sucré » : ajouter 1 cc de pignons de pin, et 1 cs de poudre de vanille.

Bonne dégustation.

1.6   Pain de mie à la farine de châtaigne

Temps de préparation : 30 min   ❖   **Temps de cuisson : 25 min**

Ingrédients pour une personne : 125 g de crème de riz liquide, 50 g de farine de riz complet, 50 g de farine de sarrasin, 50 g de crème de châtaigne non sucrée, 2 c.s de psyllium, 1 c.s de poudre levante, 40 g de pignon de pin brisés en deux, 2 c.s. de flocons de châtaigne toastés.

Préparation :

Préchauffer le four thermostat 7 (210°C).

Tremper le psyllium dans 2/3 verre d'eau, bien remuer pour obtenir une substance homogène.

Dans un saladier, mélanger la crème de châtaigne avec 1 c.s. d'huile d'olive et la crème végétale liquide.

Ajouter le psyllium gonflé, 2 pincées de sel fin, les farines, la poudre levante. Mélanger vivement.

Brisez les pignons de pin en deux. Incorporer à la pâte.

Verser l'ensemble dans un moule à cake chemisé, parsemer de flocons de châtaigne et enfourner aussitôt.

Compter environ 25 min de cuisson. Baisser à thermostat 6 (180°C) au bout de 15 min de cuisson

Laisser refroidir avant de servir.

2   Le Déjeuner

2.1   L'entrée – consolidation du pansement

2.1.1 Tagliatelles méditerranéennes

Temps de préparation : 15 min ❖ **Ustensiles :** économe ou mandoline

Ingrédients pour une personne : ¼ de concombre, ¼ de courgette, 3 tomates cerise, 1 cc de graines de courges, 1 cs composée d'1/3 d'huile de colza et 2/3 d'huile d'olive, quelques feuilles de basilic et de persil.

Préparation :

A l'aide d'un économe, ôter la peau des deux légumes.

Garder l'économe ou utiliser une mandoline pour couper dans la longueur des tranches fines des légumes.

Couper les tomates cerise en quatre, vider leur jus sur les légumes pour les tremper. Déposer les tranches de tomates.

Ajouter les graines de courges.

Assaisonner.

Bonne dégustation.

2.1.2 Guacamole

Temps de préparation : 10 min.

Ingrédients pour une personne : ½ avocat, 1 tomate, piment en poudre, feuilles de coriandre, 1/3 d'oignon frais, 1/3 de cs d'huile de colza, 2/3 de cs d'huile d'olive, 6 feuilles de salade Iceberg.

Préparation:

A l'aide d'une cuillère à soupe, vider l'avocat de sa chair.

Dans une assiette creuse, avec un couteau, tracer des très fines tranches dans la chair, jusqu'à ce qu'elle commence à devenir une compotée.

Couper la tomate en deux et vider la de son jus sur l'avocat. Son acidité et saveur vont assaisonner l'avocat et l'émollier.

Découper l'oignon en fine tranches, ciseler la coriandre, et disposer sur l'avocat.

Assaisonner.

Mélanger le tout au couteau.

Disposer quelques tranches de tomates.

Utiliser les feuilles de salade Iceberg en guise de nachos.

Bonne dégustation.

2.1.3 . Mi cuit de ratatouille

Temps de préparation : 20 min.   ∴   **Ustensiles :**   cuit-vapeur, casserole, économe.

Ingrédients pour une personne : 1/3 de Courgette, ¼ d'aubergine, 1 tomate, ½ oignon, 1/3 de gousse d'ail, 1/4 poivron rouge ou jaune, 1 cs d'huile d'olive.

Préparation:

Couper une tomate en deux.

Garder une moitié crue.

Tremper la seconde moitié dans de l'eau chauffée à 100°C.

Pendant ce temps, couper tous les poivrons et aubergines en gros cubes. Couper les oignons et l'ail, ôter les germes.

Fondre les oignons, l'ail dans de l'eau à 100°C 10 min. Joindre aussi les aubergines et poivrons.

Verser le tout dans un ramequin adapté à la caisson vapeur. Finir la cuisson dans un cuit vapeur 40 min.

Après 15 min, ôter la peau de la tomate. La découper en cube et l'ajouter à la vapeur

Oter la peau, découper la courgette en fines lamelles avec un économe.

Découper en petits cubes la tomate crue. Ajouter les légumes vapeurs avec son jus de cuisson. Ajouter la cs d'huile d'olive.

Bonne dégustation.

2.1.4 . Fenouils à l'aneth

Temps de préparation : 5 min. ∴ **Ustensiles :** mandoline, ciseaux.

Ingrédients pour une personne : 1 branche de fenouil, 1 branche d'aneth, 2/3 de cs d'huile d'olive, 1/3 de cs d'huile de colza.

Préparation:

Découper la branche de fenouil en cubes fin à l'aide d'une mandoline.

Ciseler l'aneth au-dessus du fenouil.

Ajouter les huiles végétales.

Bonne dégustation.

2.1.4.1 Assortiments de Mezzés froids

La série de recettes de mezzés ci-dessous peut être utilisée pour un repas de famille afin de proposer un assortiment complet de plusieurs mezzés libanais froids. Vous pouvez aussi opter pour un seul de ces mezzés, auquel cas privilégiez les mezzés à base de crudités plutôt que légumineuses. Le hummos, l'aboranoudj et purée de medammes pourront accompagner à ce moment là un plat de résistance.

2.1.4.2   Concombre à la menthe

Temps de préparation : 10 min   ∴   **Ustensiles :** économe

Ingrédients pour une personne : ¼ de concombre, 5 cl crème de riz, feuilles de menthe fraîche, poivre doux, ¼ de gousse d'ail écrasée

Préparation :

Eplucher le concombre avec l'économe, et garder le pour tailler de très fines rondelles.

Mélanger avec la crème de riz.

Ciseler la menthe.

Ajouter le poivre.

Ajouter la portion de gousse d'ail écrasée.

Mélanger.

Peut aussi agrémenter un poisson ou un poulet.

Bonne dégustation.

2.1.4.3 Taboulé libanais

Temps de préparation : 25 min   ∴   **Ustensiles :** mandoline

Ingrédients pour 4 personnes : 1 botte de Persil, ½ tasse de café espresso de sarrasin concassé, 1 petit oignon, 2 tomates, 1 citron chauffé dans de l'eau à 100°C, 1 botte de menthe, 1 cs d'huile d'olive

Préparation :

Laver le sarrasin concassé, et mettre au fond d'un saladier. Imbiber le du jus de citron et de l'huile d'olive.

Ciseler finement le persil.

Couper les tomates en petits dés.

Couper l'oignon en très petits dés à l'aide d'une mandoline.

Tout mélanger ensemble.

Se garde au frigidaire quelques jours.

Bonne dégustation.

2.1.4.4 Hummos de Souad Assaf

Temps de préparation : 35 min   ∴   **Ustensiles :** mixeur, casserole

Ingrédients pour 4 personnes : 800g cs de flocons de pois chiche, 1 gousse d'ail, 1 jus de citron chauffée dans de l'eau à 100°C., 3 à 4 cs de purée de sésame blond, ½ verre d'eau, cumin en poudre, piment en poudre, 1 cs à soupe d'huile d'olive.

Préparation :

Cuire les flocons de pois chiche.

Les passer au mixeur pour obtenir une purée.

Ajouter le jus de citron, l'ail écrasé, le cumin et le piment.

Ajouter la purée de sésame (1/3 pour 2/3 de purée de pois chiche) et ½ verre d'eau, Mixer.

Sortir la purée du mixer, mélanger la purée à l'huile d'olive à la main.

Préparer dans une assiette creuse la purée : à l'aide d'une cc dessiner un cercle à l'intérieur, suffisamment profond. Y verser un filet d'huile d'olive, décorer avec des cercles de cumin et de piment aux quatre coins de l'assiette.

Dosage pour 1 personne : 2 cs maximum.

2.1.4.5 *Aboranoudj de Souad Assaf*

Temps de préparation : 35 min.   ∷   **Ustensiles :** cuit vapeur, mixeur.

Ingrédients pour 4 personnes: 1 aubergine, 1 gousse d'ail, 1 jus de citron chauffée dans de l'eau à 100°C, 3 à 4 cs de purée de sésame blond, ½ verre d'eau, cumin en poudre, piment en poudre, 1 cs d'huile d'olive.

Préparation:

Couper l'aubergine en deux. La cuire 25 min à la vapeur. La vider de sa chair à l'aide d'une cs et disposer dans un robot mixeur.

Les passer au mixeur pour obtenir une purée.

Ajouter le jus de citron, l'ail écrasé, le cumin et le piment.

Ajouter la purée de sésame (1/3 pour 2/3 de purée de pois chiche) et ½ verre d'eau, Mixer.

Sortir la purée du mixer, mélanger la purée à l'huile d'olive à la main.

Préparer dans une assiette creuse la purée : à l'aide d'une cc dessiner un cercle à l'intérieur, suffisamment profond. Y verser un filet d'huile d'olive, décorer avec des cercles de cumin et de piment aux quatre coins de l'assiette.

Dosage pour 1 personne : 2 cs maximum.

2.1.5 Tomates cerises au curry

Temps de préparation : 10 min.

Ingrédients pour une personne : 6 tomates cerises, Poudre de curry, 1 cs de Lait de coco dégraissé 3%, 1/3 de cs d'huile de sésame, 2/3 de cs d'huile d'olive, 1 branche de coriandre.

Préparation :

Couper en 4 chaque tomate

Mélanger dans une assiette creuse le lait de coco et la poudre de curry.

Servir sur la sauce curry les tomates.

Ciseler la coriandre sur les tomates.

Assaisonner avec les huiles .

Bonne dégustation.

2.1.6 Rouleaux de Printemps

Temps de préparation : 10 min. ∴ **Ustensiles :** casserole, mandoline, râpe à carottes.

Ingrédients pour une personne : 1 Feuille de riz, 1 Feuille de laitue, 6 pousses de soja ou 1 branche de fenouil râpé, 1/3 radis noir, ½ carotte, vermicelles de riz (optionnel). Optionnel : 2 crevettes roses

Préparation :

Pour les ingrédients optionnels : cuire dans de l'eau à 100°C pendant 8 min les vermicelles et 2 min les crevettes.

Laver et sécher la feuille de laitue.

Rincer les pousses de soja. Si intolérance, remplacer par du fenouil râpé.

Râper la carotte et le radis.

Tremper dans de l'eau la feuille de riz (env. 40 sec) pour l'attendrir. Disposer la ouverte dans une assiette plate.

Respectivement, déposer sur la feuille de riz : laitue, radis, fenouil, carotte, vermicelles de riz, crevette rose, herbes.

Rouler immédiatement la feuille pour que le riz adhère. Préparer l'assaisonnement des huiles dans un petit bol. Bonne dégustation.

2.1.7 Salade de chou chinois de Hankuang Khau

Temps de préparation : 35 min.　　::　**Ustensiles :** casserole, mortier.

Ingrédients pour une personne : chou blanc, 50 g de poitrine de poulet, 3 graines du brésil, 12 feuilles de menthe, sauce soja sans gluten, gingembre frais

Préparation :

Couper en fines lamelles le chou.

Bouillir à 100°C la poitrine de poulet, et couper en fines lamelles.

Piler les noix du brésil.

Ciseler les feuilles de menthe.

Mélanger chaque ingrédient.

Pour la sauce de mami Bunpao – version originale: sauce nuok mam, 1 citron, sucre de canne, eau.

La sauce version anti candidose : sauce soja sans gluten, gingembre frais, eau.

2.1.8 Rouleaux d'été Ice berg

Temps de préparation : 15 min. ∴ **Ustensiles :** mandoline.

Ingrédients pour une personne : 8 feuilles de laitue Iceberg, 4 radis roses, 1 tomate grappa, ¼ de concombre, 6 feuilles de menthe, 1 brin de ciboulette, 1/3 de cs d'huile de colza, 2/3 de cs d'huile d'olive.

Préparation:

Laver les feuilles Iceberg et sécher.

Couper en longueur 16 lamelles de tomates à partir des quartiers.

Couper en longueur 16 lamelles de concombre.

Couper en longueur les radis en 4.

Disposer de chaque crudité 2 lamelles dans chaque feuille Iceberg.

Verser les herbes ciselées et les huiles végétales à l'intérieur de chaque feuille.

Rouler en cylindre chaque feuille, et fixer avec un cure-dent.

Bonne dégustation.

2.1.9 Pousses d'épinards et carottes, gingembre coriandre

Temps de préparation : 10 min.   ∴   **Ustensiles :** râpe à carottes, économe.

Ingrédients pour une personne : 10 pousses d'épinard, 1 carotte, 1 tige de gingembre frais, 1 branche de coriandre, 1 cc de sauce soja sans gluten, 1/3 de cs d'huile de colza, 2/3 de cs d'huile d'olive .

Préparation:

Laver et sécher les feuilles d'épinard.

Peler et râper la carotte.

Disposer les crudités dans une assiette.

Râper le gingembre au-dessus des crudités.

Bonne   dégustation.

2.1.10   Salade de mâche au gingembre

Temps de préparation : 15 min.   ∴   **Ustensiles :** râpe à carottes.

Ingrédients pour une personne : 10 feuilles de mâche, 1/3 of betterave, 1 tige de gingembre frais, 1 cc de sauce soja sans gluten, 1 cc de graines de courge 1 cc de graines de lin, 1/3 de cs d'huile de colza, 2/3 de cs d'huile d'olive.

Préparation:

Tremper les graines de courge 15 minutes min à l'eau chaude (85°C).

Laver la mâche, la sécher, et la déposer dans une assiette.

Couper en fines lamelles la betterave.

Râper le gingembre au dessus de la mâche et betterave.

Disposer les graines de lin et de courge.

Assaisonner avec le soja et les deux huiles végétales.

Bonne dégustation.

2.1.11   Endives aux Noix du Brésil, râpé de radis noir et concombres

Temps de préparation : 15 min   ∴   **Ustensiles :** mortier, râpe à carottes.

Ingrédients pour une personne : 3 feuilles d'endives, ¼ de concombre, 3 noix du Brésil, ¼ de radis noir, 1/3 de cs d'huile de colza, 2/3 de cs d'huile d'olive

Préparation:

Tremper pendant 15 min les noix du Brésil dans de l'eau chaude (85°C).

Couper dans la largeur les feuilles d'endives en deux parties égales.

Couper en rondelles fines le concombre avec un économe.

Peler et râper le radis noir.

Piler les noix du Brésil.

Dans une assiette, disposer les 6 feuilles d'endives.

Y déposer une couche de concombre dans chacune.

Déposer une couche de radis.

Répartir sur le radis les huiles.

Répartir sur les huiles les noix.

Bonne dégustation.

2.2 Le plat de résistance – plaisir du palet

2.2.1 Saumon vapeur aux paillettes de Nori et poivre Sechuan

Temps de préparation : 35 min. ∷ **Ustensiles :** casserole, cuit vapeur.

Ingrédients pour une personne: 1 filet de saumon, 1 cc de paillettes d'algues nori, 1 cc de sauce de soja sans gluten, 10 feuilles d'oseille, 1 oignon, 1 bâton de poivre Seichuan, 60g de riz noir.

Préparation:

Découper l'oignon en petits dés et verser dans une casserole d'eau, et chauffer à feu doux.

Oter les queues et tiges des feuilles d'oseille, rincer et déposer dans la casserole. Augmenter légèrement la température.

Oter la peau du saumon.

Planter dans la partie épaisse de la chair le bâton de poivre de Seichuan. Saupoudrer de paillettes de Nori. Déposer le filet dans un cuit vapeur 8 min.

Une fois le saumon prêt : agrémenter avec la sauce d'oseille, accompagner de 60g de riz noir.

2.2.2 Phad Thai aux crevettes

Temps de préparation : 15 min. ∴ **Ustensiles :** économe, sauteuse, casserole, écumoir.

Ingrédients pour une personne : 80g de nouilles de riz brun, 1/2 poivron rouge, 1 carotte, 1/2 courgette, 2 échalotes, 6 crevettes décortiquées, crème de riz, sauce soja sans gluten, 1 cs de Paillettes de Nori.

Préparation:

Découper en fines lamelles les échalotes. Les déposer dans une sauteuse type wok dont le fond est rempli d'eau.Chauffer la sauteuse à feu doux .

Pendant ce temps, découper le poivron en fines lamelles et déposer le dans la sauteuse.

Eplucher la carotte et la courgette, les râper à l'aide de l'économe en lamelles et déposer dans la sauteuse..

Déposer l'intérieur de la tomate, jus, chair et graines dans la sauteuse. Découper en petits dés la chair extérieure de la tomate

Cuire 4 min les nouilles de riz brun dans de l'eau déjà bouillante.

Cuire les crevettes 1 min à la vapeur.

Déposer les paillettes de nori dans les légumes, remuer et couper le feu .

Sortir les nouilles de l'eau avec un écumoire Servir les légumes et crevettes sur les nouilles. Verser un cercle de crème de riz au-dessus de la préparation, puis un cercle de sauce de soja.

Bonne dégustation.

2.2.3 Bobun de Mami Bunpao – Grandma Bunpao Bobun

Temps de préparation : 30 min. ou 1 heure (si option marinade) ∴
    Ustensiles : râpe à carottes, pilon et mortier, sauteuse, casserole

Ce Bobun est inspiré de la recette de ma grand-mère Mami Bunpao, je vous confie le secret de sa sauce. Néanmoins non recommandée pour les intolérants car contient du sucre et de la sauce nuok mam. Aussi j'ai testé une sauce adaptée qui permet de rehausser le Bobun de la même façon.

Ingrédients pour une personne: 80g de Vermicelles de Riz, 250g de bavette, ¼ d'un concombre, quelques feuilles de menthe et de coriandre fraîche, 5 cacahouètes non salées ou 5 noix du brésil pour les intolérants, ½ carotte.

Pour la sauce de mami Bunpao – version originale: sauce nuok mam, 1 citron, sucre de canne, eau.

La sauce version anti candida : sauce soja sans gluten, gingembre frais, eau.

Préparation:

Découper la bavette en fines lamelles.

Option marinade: 1 cs de sauce soja sans gluten, du gingembre frais râpé, 1/3 de verre d'eau, mélanger et déposer la bavette 1 hre.

Dans une casserole, porter de l'eau à bouillir.

Tremper les vermicelles de riz 5 min, égouter et déposer dans un grand bol.

Eplucher le concombre et la carotte et découper les en tagliatelles, verser le tout dans le bol.

A l'aide d'un pilon, écraser grossièrement les noix du Brésil (ou cacahuètes pour non intolérants).

Ciseler les feuilles de menthe et de coriandre préalablement rincées.

Cuire la bavette 3 min. Déposer bavette, noix et herbes dans le bol.

Préparation de la sauce, façon Mami Bunpao :

A l'aide d'un verre d'eau pour le dosage : mélanger ¼ de sauce nuok mam, ¼ de jus de citron pressé, ¼ de sucre de canne, ¼ d'eau. Cette sauce se garde au frais quelques jours, une fois mélangée vous pouvez la verser dans une bouteille en verre pour réutilisation.

Préparation de la sauce, sans gluten, sans œufs, sans lait, adapté au traitement anti candida :

Mélanger 2 cs de sauce soja sans gluten, râper un morceau de gingembre frais, et mélanger avec 1/3 de verre d'eau dans un ramequin afin de verser dans le bol déjà plein.

Au moment de déguster, mélanger le tout avec une fourchette, mais l'idéal ce sont les baguettes.

Bonne dégustation.

2.2.4 Poulet vapeur Lait Coco & Curcuma, et ses broccolis

Temps de préparation : 50 min. si option végétarienne : tremper les lentilles corail la veille. ⁙ **Ustensiles :** cuit vapeur, casserole.

Ingrédients pour une personne: 1 filet de poulet, 100ml de Lait de coco allégé 3% M.G, 1 cs de poudre de curcuma, 1 feuille de bananier, 2 clous de girofle, 1 cc de fenugrec, 1 cc de poudre de curry, 1 gousse d'ail, 1 échalote, 10 branches de brocolis frais. *Option végétarienne :* 2 cs de lentilles corail et 1 cs de flocon de quinoa cuits.

Préparation

Disposer 45 min les brocolis frais dans le cuit vapeur, ainsi que la moitié de l'échalotte piquée d'un clou de girofle. Cook the fresh broccolis in a steamer, as well as ½ of the shallot picked with 1 clous de girofle.

Découper le filet de poulet en fines lamelles. Le déposer au cœur de la feuille de bananier. Mélanger le lait de coco, la poudre de curcuma, de fenugrec et de curry. Couvrir les lamelles de volaille d'une partie de la sauce. Piquer une gousse d'ail avec un clou de girofle et déposer la dans la feuille. Plier la feuille comme une enveloppe, fermer à l'aide de cure-dents en bois, déposer dans le cuit vapeur pour 20 min.

Option végétarienne :

Pendant ce temps, découper la seconde ½ d'échalotte et verser dans une casserole d'eau frémissante. Ajouter les lentilles corails et les flocons de quinoa. Cuir jusqu'à ce que les lentilles s'ouvrent légèrement. Ajouter le reste de sauce au lait de coco une fois le niveau de l'eau baissé, et couper le feu.

Une fois l'ensemble prêt, servez.

Bonne dégustation.

2.2.5 Assiette toute orange

Temps de préparation : 60 min. La veille : tremper les lentilles corail
    Ustensiles : wok, pilon, cuit vapeur, économe, mandoline

Ingrédients pour une personne: 3 cs de lentilles corail, 1 cs de flocon de quinoa, ½ oignon blanc, 3 carottes, ½ poivron rouge, ½ poivron jaune, ½ poivron orange, 1 tomate, 1 clou de girofle, 1 pincée de piment d'espelette, feuilles de coriandre, persil

Préparation :

Découper l'oignon en petits cubes. Verser dans un wok avec rempli d'un fond d'eau. Ecraser le clou de girofle au pilon. Verser dans le wok, laisser cuire à feu doux pendant 15 min.

Pendant ce temps vider les têtes des poivrons et les pépins, et découper en longueur pour obtenir des fines lamelles. Eplucher les carottes et couper en longueur avec une mandoline pour obtenir des tagliatelles. Verser les poivrons et carottes dans le wok, couvrir d'eau à niveau des légumes et laisser cuire 40 min à 100°C.

10 min avant la fin de caisson, ouvrir la tomate et vider l'intérieur dans le wok, découper la chair extérieure en dés et verser aussi.

En fin de cuisson, assaisonner avec le piment d'esplette, persil et la coriandre ciselée.

Option d'assaisonnement: un filet de crème de coco allégée 3% et de sauce soja sans gluten.

Bonne dégustation.

2.2.6 Djadarah de Tata Guita

Temps de préparation : 40 min. **La veille :** prétremper les lentilles. ∴
   Ustensiles : casserole

Ce plat libanais est inspiré de celui que me préparait ma tante Guita. A l'occasion de ma réforme alimentaire, j'ai adapté légèrement la recette pour préparer la dose de légumineuses et céréales me permettant de remplacer les protéines animales. Je vous conseille de l'ajouter à une préparation de légumes. Selon la saison, ça ira très bien avec une ratatouille, des aubergines, des épinards, de l'oseille, des carottes ou une purée de potirons.

Ingrédients pour une personne: 2 cs de lentilles vertes trempées la veille dans de l'eau, 60g de riz complet, 1 cc de poudre de cannelle, 1 pincée de poivre doux, 1 cc de pignons de pin, 1 oignon blanc.

Préparation :

Dans une casserole, mettre de l'eau à bouillir avec l'oignon découpé en petits dés.

Baisser le feu, et ajouter le riz pour cuisson.

Au bout de 10 min, ajouter les lentilles.

Selon la qualité du riz, laisser chauffer à feu doux jusqu'à ce que l'eau soit casiment totalement évaporée.

Saupoudrer avec la cannelle et le poivre, remuer.

Bonne dégustation.

2.2.7 Hummos de Souad

Temps de préparation : 35 min   ⠙   **Ustensiles :** mixeur, casserole

Ingrédients pour 4 personnes : 800g cs de flocons de pois chiche, 1 gousse d'ail, 1 jus de citron chauffée dans de l'eau à 100°C, 3 à 4 cs de purée de sésame blond, ½ verre d'eau, cumin en poudre, piment en poudre, 1 cs à soupe d'huile d'olive

Préparation :

Cuire les flocons de pois chiche. Les passer au mixeur pour obtenir une purée. Ajouter le jus de citron, l'ail écrasé, le cumin et le piment.

Ajouter la purée de sésame (1/3 pour 2/3 de purée de pois chiche) et ½ verre d'eau, mixer. Sortir la purée du mixer, mélanger la purée à l'huile d'olive à la main.

Préparer dans une assiette creuse la purée : à l'aide d'une cc dessiner un cercle à l'intérieur, suffisamment profond. Y verser un filet d'huile d'olive, décorer avec des cercles de cumin et de piment aux quatre coins de l'assiette.

Dosage pour 1 personne : 2 cs maximum.

Suggestion de dégustation :

Idéal pour accompagner un plat de légumes cuits vapeur.

Au Liban, se déguste traditionnellement comme mezzés froid.

2.2.8 Tagine végétarien

Temps de préparation : 2 heures **La veille :** tremper les pois chiche ∴
    Ustensiles : mandoline, cocotte

Ingrédients pour une personne : 1 cs de quinoa, 2 cs de pois chiche trempés la veille, ½ oignon rouge, ½ poivron rouge, ½ échalotes , ½ courgette, 1 carotte, 1 tomate, 1 navet, 1 cc de fenugrec, 1 cc de poudre de coriandre, 1 cc de cannelle, 1 cs de poivre doux, 1 cs de gingembre, 1 cs de curcuma, 1 cs de pignons de pin, 3 amandes, 1 bouquet de coriandre, 1 bouquet de menthe.

Préparation:

Hâcher finement les oignons, échalotes et poivrons dans le sens de la longueur après les avoir épépiné. Peler et émincer les autres légumes dans la longueur.

Faites chauffer de l'eau dans une cocotte, y confire les oignons et échalotes à feu moyen 6 min, ajouter les épices, mélanger et laisser confire. Ajouter le poivron rouge, les navets, la carottes.

Enrober bien dans les épices.

Laisser mijoter 1h30 à feu minimum.

Ajouter les pignons et herbes ciselées.

Option carnivore : 200g d'agneau hâché, à déposer après les épices.

Option carnivore pour cas de candidose : remplacer l'agneau par de la volaille.

Bonne dégustation.

2.2.9 Pizza basquaise

Temps de préparation : 50 min.

Ustensiles : rouleau à pâtisserie, four

Ingrédients: 4 tranches de jambon de Bayonne cru sans gluten, 1 poivron rouge , 1 oignon jaune, 1 tomate, purée de tomates, 1 pincée d'origan, Quelques brins de thym, 1 cc d'huile d'olive première pression à froid. *Pour la pâte à pizza :* 120g farine de sarrasin, 50g de farine de riz, 1 cc de poudre levante.

Préparation :

Mélanger 50g de farine de pois chiches, 1 c.c. de poudre levante et 120g de farine de riz complet avec 10cl d'eau tiède. Saler et malaxer la pâte en boule souple. Fariner le rouleau et étaler directement sur un papier cuisson. Etaler la sauce tomate. Enfourner la base à thermostat 6/7 (180°C/210°C), compter moins de 30 min.

Faire revenir les oignons, les poivrons et le jus de la tomate dans une casserole d'eau chaude pendant 10 min à 100°C. Egoutter et disposer les légumes et l'oignon sur la base de pizza. 5 min avant la fin de cuisson, disposer la tomate coupée en 8 quartiers fins. Sortie du four, ajouter les tranches de jambon, les herbes et l'huile d'olive. Bonne dégustation.

2.2.10   Falafel

Temps de préparation : 60 min. **La veille :** tremper les lentilles vertes ⁖
    Ustensiles : casserole, mixeur, cuit-vapeur, four

Ingrédients: 100g de lentilles vertes, 200g de flocons de pois chiche, 120g de farine de pois chiche, 3 cs de psyllium, 1 c.c. de curcuma, poivre doux

Préparation:

Cuire pendant 30 min à 100°C les lentilles vertes dans un grand volume d'eau.

Cuire pendant 30 min à 100°C les flocons de pois chiche dans un grand volume d'eau. Tremper 1 c.s. de psyllium dans ½ verre d'eau et remuer pour obtention d'un liquide sirupeux. Verser dans un robot mixeur les lentilles, les flocons de pois chiche, ajouter la farine de pois chiche, le psyllium, le curcuma et le poivre doux. Mixer jusqu'à obtention d'une pâte homogène. Ajouter une 2e c.s. de psyllium trempée avec de l'eau, mixer à nouveau. Séparer en 4 boules et aplatir légèrement entre les mains. Mettre les galettes au four à 100°C pour 25 min, sur une plaque couverte de papier sulfurisé sur le fond et posé au-dessus des galettes. Finir la cuisson à la vapeur si nécessaire 15 min.

Préparer la sauce au sésame.Découper 3 tomates en petits cubes. Rincer et égoutter 4 feuilles de laitue. Eplucher et découper en fines rondelles ½ concombre.

Dégustation traditionnelle avec le pain libanais : ouvrir le pain en deux, disposer la sauce sur le pain, puis la feuille de laitue, puis une galette de Falafel répartie sur le pain, les concombres et enfin les tomates. Ajouter un peu de persil ou coriandre. Rouler le pain sur lui-même avec ses ingrédients, ou plier en deux.

Autre suggestion de dégustation : à la place d'une viande, avec un assortiment de crudités en salade ou bien des légumes chauds. Plus riche : en accompagnement avec le Djadarah de tata Guita.

2.2.11   Purée de Medammes (plat d'origine : « Fool »)

Temps de préparation : 30 min - **Préparer la veille :** tremper les fèves:
       Ustensiles : casserole, pressoir à ail

C'est à l'origine un plat que ma mère consommait au petit déjeuner avec du pain libanais. Il peut être servis avec le plat de résistance car il est meilleur chaud, ou bien en cas de réception au sein des mezzés froids.

.

Ingrédients: 80 g de fèves pour 1 pers, 260g servi en mezzés pour 4 personnes, 1 gousse d'ail, 1 citron, 1 cs d'huile d'olive, poudre de piment, poudre de cumin

Préparation :

Tremper les fèves la veille de la préparation durant 24 heures.

Le jour de la préparation, peler les fèves.

Cuire les fèves à l'eau chaude à 100°C jusqu'à ce que les fèves soit ramollie.

Ecraser la gousse d'ail avec très peu de sel.

Presser le citron et le chauffer dans 10 ml d'eau à 100°C 10 min puis l'ajouter à la préparation.

Ajouter l'huile d'olive.

Ajouter du cumin et du piment.

Bonne dégustation.

2.2.12   Taboulé libanais

Temps de préparation : 25 min   ❖   **Ustensiles :** mandoline

Ingrédients pour 4 personnes : 1 botte de Persil, ½ tasse de café de sarrasin concassé, 1 petit oignon, 2 tomates, 1 citron chauffé dans de l'eau à 100°C, 1 botte de menthe, 1 cs d'huile d'olive

Préparation :

Laver le sarrasin concassé, et mettre au fond d'un saladier. Imbiber le du jus de citron et de l'huile d'olive.

Ciseler finement le persil.

Couper les tomates en petits dés.

Couper l'oignon en très petits dés à l'aide d'une mandoline.

Tout mélanger ensemble.

Se garde au frigidaire quelques jours.

Bonne dégustation.

2.2.13   Maigre Gingembre et Coriandre

Temps de préparation : 30 min. **- Marinade :** préparer la veille ∴
Ustensiles : râpe à carottes, plat en pyrex, casserole, cuit vapeur.

Ingrédients pour une personne : 100g de maigre frais (ou daurade), gingembre frais, 1 cs de sauce soja sans gluten, 3 branches de coriandre, 1 gousse d'ail, 1 échalote, *accompagnement:* 1 carotte, cumin en poudre, persil, 50g de haricots verts, 1 tomate cœur de bœuf, 1 cc d'huile d'olive

Préparation:

Prévoir de mariner le poisson la veille. Rincer le maigre à l'eau claire. Le disposer dans un grand plat en pyrex. Découper un morceau de la gousse d'ail débarrasée de son germe. Découper en fines tranches l'échalote. Râper le gingembre. Disposer dans un bol l'ail, l'échalote et le gingembre. Ajouter la sauce soja. Ajouter 1 cs d'eau plate. Mélanger le tout, et verser la marinade sur le poisson.

Laisser reposer 1 heure min si pas de préparation la veille. En fin de marinade, déposer le poisson dans un cuit vapeur, pour 12 min. Réchauffer à basse température la marinade.

Suggestion d'accompagnement : carottes vichy et haricots verts tomate et ail.

Peler et découper les carottes en rondelles, les cuire à l'eau à 100°C jusqu'à évaporation de l'eau. Ajouter persil et cumin en fin de cuisson. Découper le reste de la gousse d'ail en petits morceaux, les faire dorer dans un fond d'eau dans une casserole. Une fois l'ail doré, ajouter la tomate cœur de bœuf coupée en dés avec son jus préalablement versé dans la casserole. Une fois la tomate attendrie, Ajouter les haricots verts. Remuer. Cuire 20 min à 100°C. Ajouter une cc d'huile d'olive hors du feu.

Bonne dégustation.

2.2.14   Sardines à l'Huile d'Onagre

Temps de préparation : 40 min   ∴   **Ustensiles :** cuit vapeur, casserole.

Ingrédients pour une personne : 5 sardines fraîches et charnues, vidées, 1 tomate cœur de bœuf, 1 poivron rouge ou jaune, 1 carotte, 1 gousse d'ail, 1 échalote, 1 clou de girofle, Gingembre en poudre, 1 cc d'huile d'onagre (sinon huile d'olive)

Préparation:

Rincer à l'eau claire les sardines. Découper un petit morceau de la gousse d'ail. Oter le germe. Couper finement le morceau d'ail. Disposer dans une casserole, le fond rempli d'eau. Chauffer à 100°C.

Faire de même avec l'échalote complète.Ecraser le clou de girofle et mettre dans la casserole. Découper le poivron, ôter les grains, disposer des fines tranches dans la casserole.Peler et découper la carotte, disposer dans la casserole.

Après 5 min, couper le feu, verser le contenu de la casserole dans un récipient pour caisson vapeur, ajouter la tomate découpée en dés. Cuire 30 min.

10 min avant la fin de la cuisson, ajouter les sardines dans la vapeur.

En fin de cuisson, saupoudrer du gingembre dans la sauce tomate, mélanger et verser sur les sardines. Verser l'huile d'onagre dessus.

Suggestion d'accompagnement: des haricots verts cuits à la vapeur.

Bonne   dégustation.

3   Entremets – le fruit autorisé

3.1   Crème de Marron

Temps de préparation : 10 min   ∷   **Ustensiles :** bouilloire

Ingrédients pour une personne : 1 cs de purée de marron, 1 cc de purée d'amande blanche, 1 cc de poudre de vanille, 1 cc de psyllium blond

Préparation :

Chauffer de l'eau à 100°C.

Mélanger la purée d'amande et la purée de marron à 200ml d'eau chaude .

Ajouter le psyllium, ajouter 20ml d'eau, remuer.

Ajouter la poudre de vanille, remuer, laisser reposer 5 min.

La crème se déguste tiède ou froide.

Bonne dégustation.

3.2   Pomme au Four Ayurvédique

Temps de préparation : 10 min.   ❖   **Ustensiles :** four, économe

Ingrédients pour une personne: 1 pomme golden ou gala, 1 cc de poudre de cannelle, 1 clou de girofle, 1 gousse de cardamome, crème de soja

Préparation:

Préchauffer four à 100°C

Ouvrir la gousse de cardamome, écraser ses gousses à l'aide d'un pilon.

Ajouter le clou de girofle, écraser aussi au pilon.

Verser les poudres de clou de girofle, cardamome, cannelle dans un bol, mélanger avec la crème de soja.

Epépiner la pomme à l'aide d'un économe.

Disposer la pomme dans un moule à four.

Verser dans la pomme le mélange de crème de soja.

Cuire jusqu'à ce que le dessus de la crème prenne une teinte dorée.

Sortir du four, bonne dégustation.

3.3   Crème Soja Banane

Temps de préparation : 10 min   ∴   **Ustensiles :** bouilloire, casserole

Ingrédients pour une personne: 2 cc de lait de soja en poudre, 1 gousse de vanille, 1 cc de poudre de vanille, 1 banane.

Préparation :

Chauffer de l'eau à 100°C.

Ouvrir la gousse de vanille, gratter la à l'aide d'un couteau pour y verser les graines, laisser infuser 5 min.

Pendant ce temps, découper la banane en rondelle, laisser chauffer dans une casserole avec un fond d'eau afin de ramollir le fruit, puis écraser avec une fourchette pour obtenir une compote. Ajouter l'eau infusée à la vanille dans la casserole de banane avec le feu à basse température. Remuer jusqu'à obtention d'une texture homogène. Ajouter la poudre de lait de soja, éteindre le feu, ajouter la poudre de vanille

Bonne dégustation.

3.4   Crème Tout Coco

Temps de préparation : 45 min   ∴   **Ustensiles :** casserole, pilon, mortier

Ingrédients pour une personne: 2 cc de lait de coco en poudre, 1 gousse de cardamome, 1 cs de poudre de noix de coco, 1 cs de psyllium blond, 1 cs d'amarante

Préparation:

A feu doux, cuire l'amarante et la noix de coco en poudre dans 2/3 d'eau et remuer 40 min.

Une fois l'amarante crémeuse, éteindre le feu, verser dans un bol, et ajouter le lait de noix de coco tout en remuant.

Ajouter le psyllium blond, remuer jusqu'à obtention d'une texture homogène.

Laisser reposer, et ouvrir la gousse de cardamome.

Vider les graines et les écraser au pilon, puis les saupoudrer sur le mélange crémeux.

Bonne dégustation.

4   Le Dîner – Reposer l'estomac

4.1   Légumes oubliés vapeur

Temps de préparation : 50 min   ∷   **Ustensiles :** cuit vapeur

Ingrédients pour une personne : 1 panais, 1 carotte, 4 topinambours, 1 mini courge, 1 oignon rouge, 1 échalote, 1 clou de girofle, paillettes de Nori

Préparation :

Eplucher et découper tous les légumes.

Découper l'oignon en deux, piquer chaque moitié d'un clou de girofle.

Rincer les mini courges et les déposer entières dans le cuit vapeur ainsi que le reste de légumes.

Cuire 45 min.

Une fois dans l'assiette saupoudrer de paillettes de nori.

Bonne dégustation.

4.2 Assiette de toutes les couleurs

Temps de préparation : 50 min ⸪ **Ustensiles :** cuit vapeur

Ingrédients pour une personne: 1 betterave jaune, 1 betterave rouge, 1 betterave rose, 1 radis rose, 1 radis noir, 1 navet, 1 tomate pamplemousse, 1 tomate Coeur de bœuf, 1 oignon, 1 échalote, 1 clou de girofle

Préparation:

Eplucher et découper tous les légumes.

Découper l'oignon en deux, piquer chaque moitié d'un clou de girofle.

Rincer les mini courges et les déposer entières dans le cuit vapeur ainsi que le reste de légumes.

Cuire 45 min.

Bonne dégustation.

4.3   Thian Vapeur

Temps de préparation : 50 min   ∷   **Ustensiles :** four, cuit vapeur

Ingrédients pour une personne : 1 aubergine, 1 fenouil, 1 poivron rouge, 1 tomate coeur de bœuf, 1 oignon blanc, 1 courgette.

Préparation:

Découper l'aubergine dans le sens latéral pour faire des tranches fines d'1 cm d'épaisseur.

Epépiner le poivron rouge et les découper en fines lamelles dans la longueur.

Oter la peau de l'oignon.

Découper la courgette en longueur comme des tagliatelles.

Tout disposer 40min dans le cuit vapeur.

Préchauffer le four à 110°C.

Dans un plat pyrex creux, disposer une couche d'aubergine, passer au four 5 min.

Déposer le fenouil et le poivron au dessus de l'aubergine, cuire encore 5 min.

Découper en petits dés l'oignon, étaler au dessus du fenouil et poivron, passer au four 5 min.

Découper la tomate en dés, et déposer en dernière couche du thian, saupoudrer de thym, cuire au four encore 10 min, couvrir à chaque fois avec un papier de cuisson.

Bonne dégustation.

4.4   Consommé de Panais Carotte et Topinambours

Temps de préparation : 50 min ❖ **Ustensiles :** casserole

Ingrédients pour une personne : 1 panais, 3 carottes, 3 topinambours, 1 cs de sauce soja, 1 échalote, 1 clou de girofle

Préparation :

Eplucher et découper tous les légumes.

Découper l'oignon en deux, piquer chaque moitié d'un clou de girofle.

Déposer le tout dans une casserole remplie d'eau.

Cuire 45 min à 110°C.

Une fois dans l'assiette saupoudrer de paillettes de nori.

Bonne dégustation.

4.5   Mille-Feuille de Betterave & Navet

Temps de préparation : 50 min   ∴   **Ustensiles :** cuit vapeur

Ingrédients pour une personne : 2 betteraves crues, 1 navet, 1 cc de vermicelles de riz, herbes aromatiques.

Préparation :

Eplucher et découper les légumes en rondelles fines.

Pour obtenir la bonne épaisseur, utiliser un économe pour le navet.

Commencer par une base de betterave puis alterner une couche des deux légumes.

Saupoudrer le dessus avec un peu de vermicelles et d'herbes aromatiques.

Cuire à la vapeur 40 min.

Arroser d'un filet de sauce soja sans gluten.

Bonne dégustation.

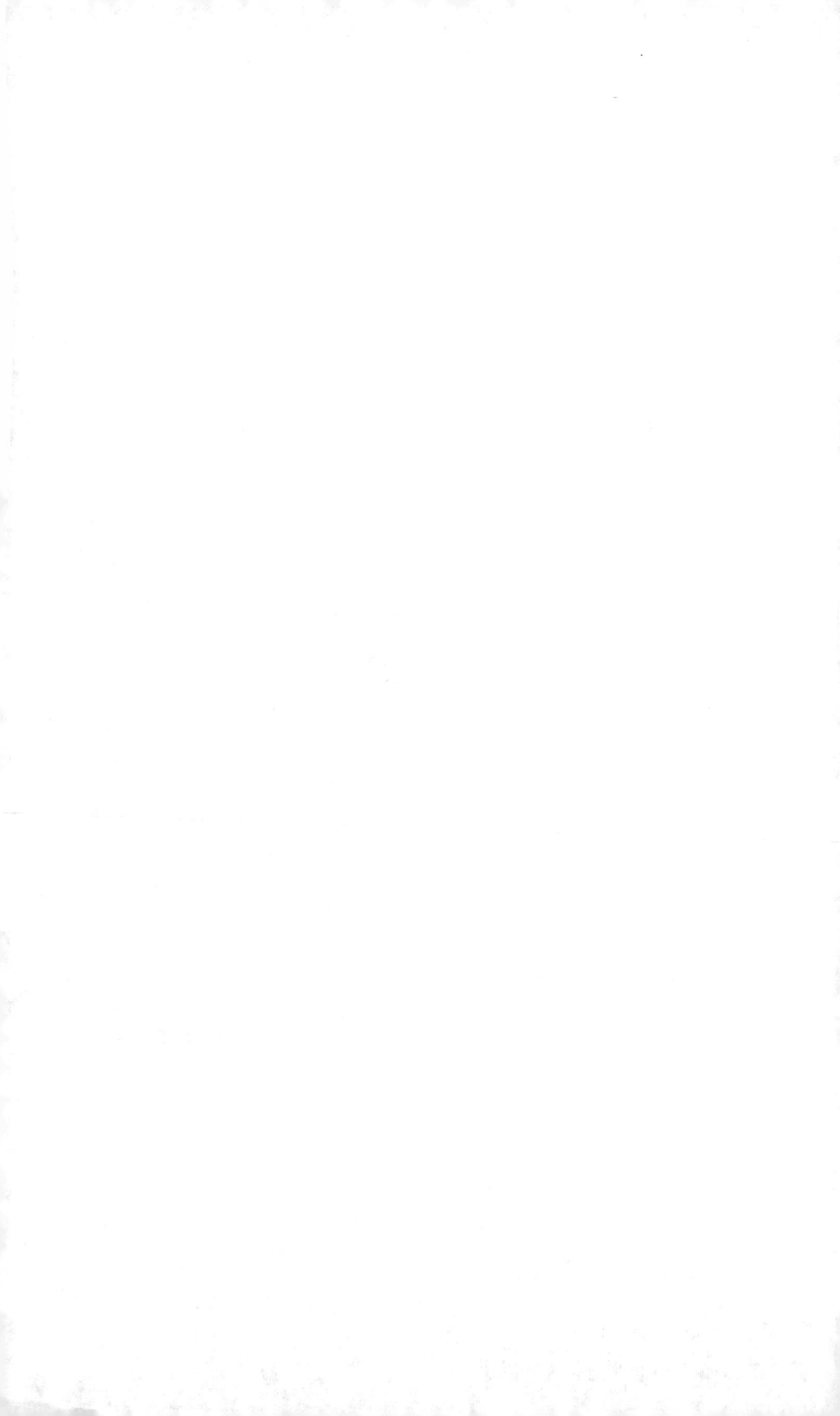

www.ingramcontent.com/pod-product-compliance
Lightning Source LLC
Chambersburg PA
CBHW070804290526
45795CB00002B/618